MÉMOIRE

SUR LA

THÉRAPEUTIQUE

DES

TUBERCULES PULMONAIRES ET SCROFULEUX,

PRÉCÉDÉ D'UNE

NOTE SUR LA CURABILITÉ DE LA PHTHISIE,

Lue à l'Académie des Sciences,

PAR LE COUPPEY,

DOCTEUR EN MÉDECINE.

Tutò.

PARIS

CHEZ JULLIEN, LIBRAIRE, RUE DE L'ÉPERON, 9.

—

1851

MÉMOIRE

SUR LA

THÉRAPEUTIQUE

DES

TUBERCULES PULMONAIRES ET SCROFULEUX,

PRÉCÉDÉ D'UNE

NOTE SUR LA CURABILITÉ DE LA PHTHISIE,

Lue à l'Académie des Sciences,

PAR LE COUPPEY,

DOCTEUR EN MÉDECINE.

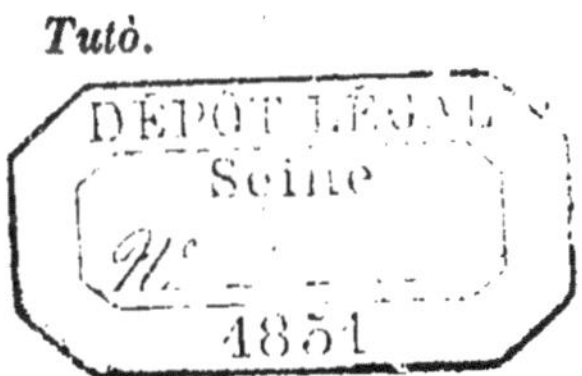

PARIS.

CHEZ JULLIEN, LIBRAIRE, RUE DE L'ÉPERON, 9.

1851

Une théorie entièrement neuve, des consé-
quences pratiques rigoureuses, voilà tout ce que
renferme cet écrit. Pour épargner le temps du
lecteur, j'ai évité, autant que possible, de ré-
péter ce que disent les ouvrages publiés sur le
même sujet, et dont la méditation m'a été pro-
fitable. Un nain, monté sur les épaules d'un
géant, voit plus loin que lui. Mon point de vue
m'a permis de porter un regard assuré sur l'é-
tiologie et sur la thérapeutique des tubercules,
où tout était tâtonnements sans résultat curatif,
et d'élever le traitement de ces affections à une
certitude presque mathématique. C'est ce que
pourront vérifier ceux qui ne dédaigneront pas
de me suivre dans la voie dont j'ai planté les

jalons. Seulement j'adjurerai mes confrères de commencer cette épreuve par les tubercules scrofuleux. Là rien ne saurait être sujet à conteste : le diagnostic saute aux yeux ; la rapidité des guérisons convaincra irrésistiblement les plus sceptiques, et leurs succès contribueront, pour une large part, à propager une doctrine féconde pour la science, utile à l'humanité.

Juin 1851.

NOTE SUR LA CURABILITÉ DE LA PHTHISIE [1].

Les travaux de Bayle, de Laënnec et de leurs continuateurs ont créé la doctrine de la phthisie. A l'appel de ces hommes d'élite, l'anatomie pathologique et la symptomatologie semblent avoir dit leur dernier mot. Mais, au milieu de ce mouvement de la science qui jette tant d'éclat sur la médecine française, l'art demeure stationnaire, et la thérapeutique reste muette

[1] Dans sa séance du 6 août 1849, l'Académie des Sciences, après avoir entendu la lecture de ce travail, a nommé, pour l'examiner, une commission composée de MM. Andral, Magendie et Rayer.

quand on lui demande comment enrayer la marche de la tuberculisation pulmonaire. Les choses en étant là, j'ai pris à partie cette déplorable lacune ; je me suis mis à l'œuvre, afin de tâcher de la combler, et c'est le résultat de mes tentatives réitérées que j'ai l'honneur de soumettre à l'Académie.

Pour plus de précision, il est nécessaire de rappeler ici que la phthisie est partagée anatomiquement en deux phases bien distinctes. Pendant toute la durée de l'une de ces phases, les cavités qui renferment les tubercules sont closes de toutes parts, sans communication avec l'extérieur, et soustraites, par conséquent, au contact direct de l'air atmosphérique. Le commencement de l'autre phase est marqué par l'introduction de l'air atmosphérique en nature dans les excavations tuberculeuses.

Tout le monde sait que la première phase conduit presque inévitablement à la seconde et à la mort, si l'on abandonne la maladie à elle-même, ou, ce qui est à peu près identique, si on la soigne par les moyens usités.

Et pourtant nous avons sous la main une préparation pharmaceutique ayant puissance de faire rétrograder la tuberculisation, de la réduire à zéro. Cette substance, c'est la pommade mercurielle inscrite au Codex sous le n° 559.

J'ai recherché quel pouvait être, dans l'espèce, le mode d'action de cet agent, et, je l'avouerai en toute humilité, mes investigations n'ont abouti qu'à des opinions plus ou moins hypothétiques. Le dirai-je? Il m'est arrivé de penser que les corpuscules signalés par les micrographes étaient une sorte de monade, et que je faisais tout simplement une médication anthelminthique.

Quoi qu'il en soit, j'administre ce médicament à l'intérieur, ordinairement en pilules, à la dose de 5 à 40 centigrammes par jour, moitié le matin, moitié le soir.

Sous l'influence de ce modificateur, employé durant la première phase, les phénomènes morbides ne tardent pas à décroître, à s'annihiler, et quelques-uns selon un ordre constant, invariable. Ainsi, l'hémoptysie, quand elle existe, disparaît tout d'abord, alors même qu'elle a résisté à une thérapeutique raisonnable ; les sueurs se dissipent à leur tour ; vient ensuite la cessation de la toux, enfin celle des symptômes révélés par la percussion et l'auscultation. En somme, la guérison a lieu infailliblement et dans l'espace de peu de mois : tel est, du moins, ce que m'ont appris les faits multipliés offerts à mon observation. Ces faits se reproduiront indubitablement dans la pratique de tous ceux qui voudront apprécier la valeur de mes assertions.

Le traitement détaillé de la deuxième phase

fera l'objet d'une communication ultérieure.

De ce qui précède, il est néanmoins permis de conclure, dès à présent, que la tuberculisation pulmonaire, naguère l'écueil de la médecine, n'est plus désormais au-dessus des ressources de l'art. En effet, nous pouvons, au gré de nos désirs, lui opposer un médicament éprouvé, et nous la combattrons toujours victorieusement, pourvu seulement que nous n'attendions pas la dernière phase de la maladie. En un mot, la question de la curabilité de la phthisie se trouve, à l'heure qu'il est, résolue affirmativement

TUBERCULES PULMONAIRES.

A l'extrémité inférieure de l'échelle des êtres, dans la série animale, on trouve des corpuscules vivants appelés monades. Leur petitesse est infinie ; le *monas prodigiosa*, par exemple, est d'une telle ténuité qu'il en faudrait plusieurs billions pour occuper l'espace d'un millimètre cube.

Tout près de ce genre d'animalcules, il en existe un autre auquel j'ai donné le nom de *monoïdes*, et dont j'ai déjà signalé deux espèces, le *monoïdes pulmonalis* et le *monoïdes strumosus*.

Ils sont plus gros que les monades, sans

avoir toutefois plus d'un centième de millimètre de diamètre ; on n'y a point démontré de vaisseaux : les liquides y circulent par imbibition.

C'est cet animalcule, dont on ne saurait aujourd'hui contester l'existence, qui, en se développant dans les poumons, produit les tubercules et la phthisie, leur inévitable conséquence.

Comme celle des monades, la génération des monoïdes est couverte de ténèbres. Les causes débilitantes jouent bien certainement ici un rôle considérable, mais, seules, elles ne suffisent point : on voit en effet nombre d'individus, affaiblis par les privations, par des excès de tout genre, ne jamais présenter de tubercules, et, par contre, des personnes dans les meilleures conditions physiologiques et hygiéniques, devenir poitrinaires d'une manière tout-à-fait inexplicable.

Une fois formés, les monoïdes déterminent,

à l'instar des œufs des cynips (1), des changements profonds dans les tissus qu'ils ont en-
vahis, et, en définitive, les tubercules, ces pro-
ductions sans analogue dans l'état sain et dans
lesquelles le microscope a permis de découvrir
les corpuscules en question.

Cette théorie rappelle, à quelques égards,
l'hypothèse de Laënnec : à mon sens, comme
au sien, l'essence du tubercule consiste dans
une hétérogénèse.

Du moment qu'il devient visible à l'œil nu,
le tubercule n'est plus un être simple; c'est un

---

(1) Les cynips sont des insectes hyménoptères, qui dépo-
sent leurs œufs sous l'épiderme d'un grand nombre de plan-
tes différentes. Aussitôt qu'une feuille, qu'un rameau ou
toute autre partie d'un végétal a été piquée, et que l'œuf a
été introduit dans la plaie, les sucs nourriciers affluent vers
ce point, et, en très peu de temps, on voit s'élever des ex-
croissances de formes variées, telles que les noix de galle,
les bédégars, etc.

groupe de monoïdes unis par une matière spé-
ciale, caséiforme ; il s'accroît alors par une sorte
d'agrégation périphérique, et constitue quelquefois des masses considérables.

Comme tout ce qui vit, les monoïdes finissent
par périr ; ils tombent alors sous l'empire des
lois qui régissent la nature morte, et entraînent
la dissociation du tout dont ils étaient l'un des
principaux éléments. Cette mortalité s'effec-
tuant naturellement suivant l'ordre des nais-
sances, le ramollissement des masses tuberculeuses procède nécessairement du centre à la
circonférence. Dans les points où cette fonte a
lieu, le microscope ne constate plus la présence
des corpuscules caractéristiques ; on ne les re-
trouve que dans ceux qui, moins avancés, ne
sont point encore le siége de cette décomposition cadavérique. Mais, pendant que les animalcules tuberculeux se détruisent là où ils se sont
d'abord formés, ils pullulent ailleurs, et con-

tinuent la maladie, qui, sans cela, marcherait infailliblement à la guérison spontanée.

Avant qu'aucune de ses parties ne soit frappée de mortification, le tubercule exerce : 1° en tant qu'entozoaire, une action vitale sur les éléments organiques des poumons : de là des phénomènes nerveux locaux ou généraux, des congestions, des hémorrhagies capillaires ; 2° en tant que corps étranger, une action physique, mécanique, sur le tissu pulmonaire : d'où l'inflammation ulcéreuse, éliminatoire, l'hépatisation, etc. Quand la décomposition s'en est emparée, le putrilage qui en résulte, mêlé au liquide fourni par la membrane pyogénique des cavernes, agit sur l'économie d'une manière si délétère, qu'elle avait fait naître l'idée d'une sorte d'empoisonnement.

En effet, les désordres anatomiques ne se bornent plus aux poumons et à leurs annexes, ils s'étendent aux autres viscères : le cœur se ramollit; les gros vaisseaux s'altèrent; l'estomac, les intestins se criblent d'ulcérations ; le foie subit la dégénérescence graisseuse ; les membranes séreuses s'enflamment et deviennent le siége d'épanchements plus ou moins considérables; en un mot, tout l'organisme est en proie à une profonde détérioration.

Il n'est personne qui ne connaisse les désordres fonctionnels dont la réunion constitue la phthisie déclarée ; mais il semble que l'on ait perdu de vue, dans ces derniers temps, les symptômes précureurs, ceux qui peuvent être considérés comme un précieux indice de tuberculisation. S'ils ont isolément peu de valeur intrinsèque pour établir un diagnostic irréprochable, ils n'en doivent pas moins être pris en sérieuse considération, et tirer d'une sécurité funeste et trop commune dont on ne sort souvent que quand le mal a fait des ravages bien difficiles à réparer. Ainsi, par exemple, la moindre toux, pour peu qu'elle dure, doit donner l'éveil, comme, en général, tout ce qu'on peut remarquer d'étrange du côté de la poitrine. Quelquefois, et ceci mérite d'être noté plus soigneusement encore, ce n'est pas l'appareil respiratoire qui est le siége des premiers phénomènes morbides appréciables ; tout y paraît à peu près à l'état normal, et cependant la calorification est troublée, les malades deviennent frileux ; quelques-uns ont des accès de fièvre intermittente mal dessinés, qui résistent opiniâtrément aux antipériodiques usités ; chez d'autres, les fonctions cérébro-spinales ne s'exercent plus suivant leur rhythme accoutumé ; les facultés affectives sont tourmentées par de pénibles aberrations, que décèlent une irascibilité insolite, une tristesse non motivée; ou bien c'est de l'ennui, du découragement, une apathie insurmontable, parfois de la fatigue au moindre exercice, quoique la nutrition ne souffre point.

Il n'est pas rare que les premières atteintes portées à la santé se manifestent du côté de l'estomac ; les digestions sont lentes, douloureuses, accompagnées de malaise, de somnolence, d'inaptitude au travail , etc. L'exploration de la poitrine, convenablement pratiquée, peut seule révéler le point de départ (1), la cause de toutes

---

(1) C'est dans les poumons que s'accomplit l'objet principal de la respiration, l'hématose, cette fonction en vertu de laquelle le sang qui a servi à nourrir, à stimuler, à chauffer tous nos organes, reprend, en quelque sorte, une nouvelle vie et la faculté qu'il avait perdue d'alimenter, d'exciter, de calorifier nos tissus. L'intégrité de l'hématose est indispensable au jeu normal de toutes nos parties, à leur convenable nutrition, à la production de la chaleur animale. Quand des monoïdes viennent à se développer dans les poumons, ils troublent forcément l'hématose, et, comme conséquence inévitable, la vitalité du sang et le jeu des instruments organiques que ce liquide abreuve. Cette réflexion donne la clef de tout ce qu'on peut observer dans la première phase de la phthisie ; elle explique aussi l'erreur où sont tombés ceux qui regardent la tuberculisation pulmonaire comme produite par une altération du sang : ils ont pris l'effet pour la cause.

ces souffrances, et mettre sur la voie du traitement à lui opposer.

L'indication mère, celle qui domine toutes
les autres, est fournie par la nature, par l'essence de la maladie. Il faut attaquer directe-
ment les animalcules tuberculeux eux-mêmes,
cette cause flagrante de tout désordre pathologique, les *tuer*, débarrasser les poumons de ces
dangereux parasites. On obtient constamment
ce résultat par l'administration, à l'intérieur,
de la pommade mercurielle, substance léthifère
pour eux, innocente pour l'économie.

Aux adultes j'en prescris de 10 à 20 centigrammes par jour, en pilules, selon la formule
suivante :

R. *Pom. hyd.* (Codex n° 559).   un gramme.
Jaune d'œuf frais.   40 centigrammes.
Poudre de réglisse.   q. s.
F. 20 pilules (1).

(1) Cette formule est bien préférable à celle des pilules di-
tes de Sédillot, dans la seconde phase surtout, attendu la
susceptibilité des intestins et la disposition à la diarrhée.

Aux petits enfants j'en donne, dans les vingt-quatre heures, 5 centigrammes au plus, dans un looch d'œuf qu'on leur fait prendre par petite cuillerée.

Une préparation excellente, dont l'idée m'a été suggérée par les pilules de Belloste, c'est le mercure (1) éteint dans du miel; elle agit à

___

(1) Les mercuriaux, dont, en France, on a fait un épouvantail, ne nuisent que par la combinaison de leur base avec des principes étrangers, par leur administration intempestive ou leur dosage exagéré. Les Anglais en font un usage considérable, et ne s'en portent pas plus mal. Une préparation mercurielle, à doses réfractées, pourvu qu'elle ne soit ni irritante ni purgative, loin de laisser des traces funestes, imprime au tissu pulmonaire une modification salutaire et durable qui le met désormais à l'abri de l'hétérogénèse tuberculeuse. On ne voit point de rechute chez les malades guéris par ma méthode, et, chez ceux qui ne suivent pas le traitement jusqu'au bout, la tuberculisation reste souvent stationnaire. Cette dernière remarque s'applique surtout à la première phase; car, dans la deuxième, la plus grande persévérance est ordinairement indispensable pour

faible dose ; elle se roule parfaitement en pilules et peut facilement être tenue en suspension
dans une potion gommeuse. Il est à regretter
que, n'étant pas encore inscrite au Codex , elle
ne se trouve pas dans toutes les pharmacies.

Quand les masses tuberculeuses sont considérables, ou bien lorsqu'il existe des cavernes,
je fais prendre de temps en temps de légers laxa-
tifs, pour accélérer la résorption et l'élimination
du détritus tuberculeux. Impérieusement in-
diqués dans les cas rares de stomatite (1), je

---

arrêter la marche de la maladie. Que penser de ces cas où
le médecin est consulté *in extremis*, alors que la plupart
des instruments de la vie organique ont subi une altération
incompatible avec la conservation de l'individu?

(1) **Afin** d'éviter cet accident, lorsque la bouche est extrê-
mement sensible aux mercuriaux, j'ai tenté récemment de
leur substituer les arsenicaux : cette substitution m'a semblé
avantageuse dans quelques cas; mais les observations ne
sont encore ni assez nombreuses, ni assez complètes, pour
qu'on puisse en déduire quelque chose de positif.

leur associe alors des collutoires d'eau fraîche acidulée avec du suc de citron.

La débilité paraissant favoriser la tuberculisation, il était logique de lui opposer une médication tonique. Employée seule, elle est, quoi qu'on en ait dit (1), tout-à-fait impuissante; mais, comme auxiliaire, elle n'est point à dédaigner. Le sulfate de quinine m'a rendu de grands services, ainsi que je l'ai annoncé en 1848. — Une infusion de feuilles de *menyanthes trifoliata*, édulcorée avec du sirop de cresson préparé à froid, compose une boisson à la portée de tous, et dont l'usage habituel tonifie sans fatiguer l'estomac.

Rarement je m'aide de l'huile de foie de morue ; je proscris l'iode et ses préparations, la chimie nous démontrant leur incompatibilité

____

(1) Cases of phthisis pulmonalis successfuly treated upon the tonic plan.

avec le médicament qui fait ici la base de ma thérapeutique. Il en est de même des eaux sulfureuses, que je permets seulement dans la convalescence, quand une bronchite chronique survit à la tuberculisation.

J'ai renoncé depuis long-temps aux exutoires, cautères ou vésicatoires, et mes malades ne s'en trouvent que mieux.

Sans tenir le premier rang, le régime est de la plus haute importance : la diète lactée entrave le traitement et le rend illusoire ; une alimentation animale, choisie et peu abondante, hâte la convalescence et contribue puissamment à amener une guérison solide. Inutile de dire tout le parti que l'on peut tirer des autres moyens hygiéniques.

En résumé :

Détruire les animalcules générateurs des tubercules pulmonaires et bonifier l'économie,

telles sont les indications principales que pré-
sente la phthisie tuberculeuse.

J'ai dit comment on pouvait les remplir, il
me reste maintenant à m'étayer d'observations
irréfragables.

Première observation.

Alfred C..., âgé de neuf ans, né à Paris, de
parents lymphatiques, sujet à de fréquentes
indigestions, eut, au commencement de l'année
1846, une gastro-entérite qui, malgré un
traitement convenable, se prolongea plus que
de coutume. Envoyé en convalescence aux en-
virons de Ham, il ne se remit pas complètement.
A son retour, vers la fin de juillet, il a repris
une partie de son embonpoint; mais il est pâle,
ses chairs sont flasques, il tousse, et son entrain
n'est point revenu.

L'exploration de la poitrine me fait reconnaître un engorgement du sommet du poumon gauche, manifesté par de la matité, la faiblesse du murmure respiratoire avec un retentissement très fort de la voix sous l'aisselle et au-dessous de la clavicule. Le malade est mis à l'usage des pilules mercurielles de Sédillot, dix centigrammes matin et soir, et ce traitement, suivi pendant deux mois seulement, a suffi pour faire cesser tous les phénomènes morbides. Alfred est aujourd'hui un superbe garçon de quatorze ans, dont les digestions sont excellentes, et qui ne s'enrhume point, quoiqu'il ait, sans me consulter, quitté la flanelle dont il était couvert de la tête aux pieds.

Deuxième observation.

Louise M..., blanchisseuse, née à Paris, âgée de quinze ans, d'un tempérament lymphatique, non encore menstruée, a perdu sa mère d'une maladie du cœur et son père d'une pleurésie. Elle tousse depuis plusieurs mois et crache le sang de temps en temps. Une hémoptysie abondante ayant lieu le 15 novembre 1846, on lui pratique une saignée du bras ; je la vois le 1er décembre. La respiration est médiocrement accélérée, la toux fréquente et suivie de l'expectoration d'un mucus incolore peu abondant. La percussion rend un son mat dans un bon tiers du côté gauche du thorax ; le murmure respiratoire est rude sous la clavicule et sous l'aisselle, faible dans la fosse sus-épineuse ; point de râles appréciables ; rien du côté du cœur, à part une légère fréquence de ses battements. Prescriptions : Une pilule mercurielle de Sédillot, de dix centigrammes, chaque jour ; tisane de fleurs de mauve ; un peu de bouillon froid.

Le 4, cédant aux instances de la famille, je fais appliquer un vésicatoire au bras gauche.

Le 8, on double la dose des pilules ; côtelette.

Le 10, la toux est moins fréquente, la fièvre nulle; mais la malade accuse quelques coliques et un peu de diarrhée. Les pilules sont additionnées chacune d'un centigramme d'extrait aqueux d'opium.

Le 14, la diarrhée, qui s'était calmée, reparaît et devient fatigante. (Solution de gomme arabique; quarts de lavement laudanisés; diète absolue; cesser l'usage des pilules.)

Le 18, l'appareil digestif est rentré dans l'ordre. (Dix centigrammes de pommade mercurielle roulée en deux pilules, à prendre moitié le matin, moitié le soir; lichen; bœuf grillé; eau rougie.)

Le 2 janvier, l'état de la poitrine s'est amélioré d'une manière notable : la respiration, moins rude en avant, s'entend mieux en arrière; la toux est en outre moins fréquente.

Le 14 a lieu la première éruption menstruelle.

Le 20, la maladie semble rester stationnaire. (Quinze centigrammes de pommade mercurielle.)

Le 30, la matité est peut-être un peu moindre. (Dix centigrammes de pommade mercurielle, matin et soir.)

Sous l'influence de ce traitement, continué jusqu'au 27 avril, la santé est complètement revenue ; la toux a cessé, le poumon a repris sa perméabilité, la menstruation s'est régulièrement établie, et les hémoptysies n'ont point reparu.

Vers le milieu de l'été, Louise a séché son vésicatoire ; mais elle ne quitte point la flanelle.

Troisième observation.

Mme F..., Parisienne, âgée de 27 ans, d'un tempérament lymphatique, contracte, vers la fin de l'automne 1846, un *rhume* qu'elle néglige de soigner jusqu'au 6 janvier, jour où l'on me fait appeler. La toux est fréquente, presque sèche; les nuits sont mauvaises avec des sueurs fatigantes; le pouls est légèrement accéléré; l'appétit diminué, toutefois les digestions sont assez bonnes; mais ce qui attire surtout l'attention, c'est un ennui que rien ne peut dissiper, et une irascibilité tout-à-fait opposée au caractère habituel de Mme F... La maigreur est extrême, principalement à la poitrine, qui semble déprimée au-dessous de la clavicule droite.

L'exploration diagnostique un engorgement tuberculeux du sommet du poumon droit, sans caverne appréciable : défaut de sonorité au-dessus et au-dessous de la clavicule, dans la fosse sus-épineuse, sous l'aisselle; affaiblissement très notable du bruit vésiculaire dans ces divers points ; un retentissement éclatant de la voix, surtout en avant. La menstruation n'a subi aucune atteinte. (Matin et soir, une pilule de cinq centigrammes de pommade mercurielle ; tisane de trèfle d'eau édulcorée avec du sirop de cresson; eau de Vichy aux repas.)

Le 11, la malade se sent mieux ; elle tousse moins , ne sue plus pendant la nuit.

Le 25, le mieux s'est soutenu sans avoir fait de progrès remarquables. (Deux pilules matin et soir.)

Le 13 février, le caractère a repris son charme naturel ; l'état local semble aussi s'être amélioré quelque peu. La malade désire être purgée, et, comme il n'existe aucune contre-indication, je lui permets cinquante grammes d'huile de ricins.

Le 10 mars, la toux a cessé, la maigreur est beaucoup moindre; toutefois, la clavicule droite paraît encore un peu plus saillante que l'autre ; le sommet du poumon engorgé est perméable à l'air; le retentissement de la voix presque nul ; la matité, remplacée par une légère obscurité :

somme toute , l'état général et l'état local sont des plus satisfaisants.

Le 26, il ne reste aucun vestige de la maladie; l'embonpoint ne laisse plus rien à désirer, et, depuis lors , je n'ai pas eu un conseil à donner à cette dame.

Quatrième observation.

M. A..., employé, âgé de trente ans , d'une forte constitution , toussait depuis onze mois , lorsqu'il fut pris , le 29 juin 1848, d'une abondante hémoptysie, pour laquelle on m'appela le lendemain.

Le malade est au lit; il a de la fièvre ; il tousse fréquemment et expectore un liquide muco-purulent, mêlé de sang noir et de sang rouge, spumeux. La percussion rend un son mat sous la clavicule et dans la fosse sus-épineuse droite, et l'auscultation, dans ce dernier point, constate un gargouillement très évident. (Dix

centigrammes de pommade mercurielle en pilules , matin et soir ; continuer l'usage de l'extrait de ratanhia, prescrit la veille.)

Le 1er juillet , la toux , un peu moins fréquente, n'amène plus de sang spumeux.

Le 6 , la fièvre est nulle , l'expectoration dé-
nuée de sang. (Bouillon froid ; tisane de trèfle
d'eau ; continuer l'usage des pilules.)

Le 15, les gencives paraissent ramollies. (Se
rincer la bouche avec de l'eau fraîche acidulée
avec du suc de citron ; prendre une bouteille
d'eau de Sedlitz artificielle à soixante grammes.)

Le 20, le ramollissement des gencives n'a
point fait de progrès , malgré l'usage continué
de la pommade mercurielle ; l'expectoration ,
moins abondante, est de meilleure nature ; mais
l'exploration de la poitrine ne révèle aucune
amélioration locale. (Chaque jour , cinquante
centigrammes de sulfate de quinine ; édulcorer
la tisane avec du sirop de cresson.)

Le 30, la toux est presque nulle, l'expectoration insignifiante ; on ne perçoit plus le gargouillement, mais la matité est la même, à peu de chose près. (Huile de ricins, soixante grammes.)

Les deux mois suivants, le malade continue l'usage des pilules de pommade mercurielle, sans cesser tout-à-fait l'emploi du sulfate de quinine. Vers la fin de septembre, il ne reste plus qu'une diminution de sonorité au niveau du sommet du poumon droit.

L'hiver suivant s'est passé sans encombre, et, depuis lors, aucune indisposition sérieuse n'a contraint M. A... de réclamer les secours de la médecine.

Cinquième observation.

Alexandre B..., âgé de dix-sept ans, né au Havre, à Paris depuis sept années, ayant perdu une sœur phthisique, vient me consulter, le

15 février 1850, pour un *rhume* qui, datant de janvier 1848, dure encore et s'est accompagné d'une diminution des forces qui lui rend pénible sa profession de cartonnier. Le malade est petit et grêle, sans aucun signe physique de puberté; il a bon appétit, mange bien ; mais, dit-il, ce qu'il mange ne lui profite pas; il dort toutes les nuits ; le sommeil ne le repose point.

L'exploration de la poitrine donne, à droite, au-dessus et au-dessous de la clavicule, un son obscur à la percussion, un murmure respiratoire très faible à l'auscultation ; du même côté, en arrière, et surtout en haut, une matité complète et l'absence de tout bruit respiratoire. A gauche, rien d'anormal. La tuberculisation ne saurait être douteuse ; elle occupe tout le sommet du poumon droit. (Une pilule de cinq centigrammes de pommade mercurielle, matin et soir; tisane de trèfle d'eau édulcorée avec du sirop de cresson; porter de la flanelle sur la peau.)

Le 25, toux plus fréquente, râles sibilants

sous l'aisselle droite, pouls un peu fébrile, peau chaude. (Tisane de mauve, continuer l'usage des pilules.)

Le 15 mars, la fièvre et les râles ont cessé ; la toux est moins fréquente ; le malade se sent un peu plus fort. (Une pilule le matin, deux le soir.)

Le 22, l'état local ne paraît pas amélioré. (Demi-cruchon d'eau de Pullna, tisane de bouillon-blanc.)

Le 24 avril, le thorax a repris un peu de sonorité ; le murmure respiratoire s'entend, mais faiblement, dans la fosse sus-épineuse ; nul changement en avant. (Deux pilules matin et soir ; tisane de lichen d'Islande).

Le 15 mai, la maigreur est moindre ; peu d'amélioration apparente du côté du poumon. (Huile de ricins, cinquante grammes ; appliquer, au-dessous de la clavicule droite, un emplâtre de Vigo de 10 centimètres de diamètre ; tisane de petite centaurée.)

Le 19 juin, la toux a complètement cessé ;
l'exploration ne trouve point de différence entre
les deux poumons. La puberté est en voie de
développement. On cesse l'usage des mercuriaux qui, employés pendant près de quatre
mois, ont paru sans aucune action sur la bouche.

TUBERCULES SCROFULEUX.

Avant d'exposer le traitement des tubercules scrofuleux, il ne sera pas inutile de rappeler succinctement les principaux traits de cette affection.

Ce sont des tumeurs qui se développent le plus ordinairement sur les parties latérales du cou, entre les angles de la mâchoire inférieure et les clavicules. D'abord isolées, arrondies, peu volumineuses, mobiles, indolentes, elles se groupent, avec le temps, en masses considérables, dures, adhérentes et plus ou moins douloureuses ; puis l'inflammation s'en empare ; la peau qui les recouvre rougit, s'ouvre, et verse un liquide séreux ou pultacé ; des ul-

cères leur succèdent, à bords minces et décollés, à fond inégal et grisâtre, qui suppurent
très long-temps, et laissent, quand ils gué-
rissent, des cicatrices irrégulières et difformes.

Tous ces désordres ont pour origine, comme
la phthisie pulmonaire, un animalcule micros-
copique ; mais ici c'est le *monoïdes strumosus*,
caractérisé, au point de vue pathologique, par
son siége de prédilection (les glandes lymphatiques), et aussi par sa sensibilité à l'acétate de
plomb (1), qui le détruit infailliblement, et
guérit, par conséquent, l'espèce de tubercule
dont ce parasite est la condition *sine quâ non*.

J'administre cette préparation à l'intérieur,

---

(1) Le scalpel, le microscope et les réactifs chimiques ne
soulèvent qu'une partie du voilé dont se couvre la nature
vivante : il est indispensable d'appeler à leur aide des *réactifs vitaux*, des modificateurs de l'économie, en un mot, des
médicaments qui seuls peuvent ici jeter un veritable jour.
La thérapeutique est à la nature des maladies, ce qu'est la
preuve à une opération d'arithmétique : *naturam morborum
curationes ostendunt*.

à la dose de deux à vingt centigrammes par jour, et je purge plusieurs fois les malades durant le cours du traitement.

Sous l'influence de cette double médication, les tumeurs se dissipent comme par enchantement, et l'on n'a jamais à redouter les hideux stigmates des écrouelles.

Quelques observations (1) suffiront pour démontrer la réalité de ces assertions.

Première observation.

Adèle G..., âgée de trente ans, grande et forte, ouvrière giletière, de Paris, vint me consulter, le 16 août 1847, pour un engorgement ganglionaire qu'elle portait depuis plusieurs années à la partie latérale gauche du cou. C'était une tumeur indolente, dure, inégale, peu mobile, de 9 centimètres de haut sur 6 de large,

---

(1) Les cinq premières observations sont extraites d'un travail que j'ai lu à l'Académie des Sciences, le 31 décembre 1849.

sans changement de couleur à la peau. La malade l'avait frictionnée pendant quelque temps, sans succès, avec une pommade iodée, puis elle s'était fait appliquer un vésicatoire au bras gauche. Je prescrivis l'acétate de plomb cristallisé en pilules (1), à la dose cinq centigrammes matin et soir; pour boisson habituelle, la tisane de chicorée sauvage miellée.

Le 29, peu de changements. (Supprimer le vésicatoire, se purger avec un demi-cruchon d'eau de Pullna.)

Le 5 septembre, le cou est moins difforme. (Dix centigrammes d'acétate de plomb, matin et soir; frictionner la tumeur avec un liniment ammoniacal au 10ᵉ.)(2).

Le 26, la tumeur est plus mobile, moins

---

(1) R. Acétate de plomb cristallisé un gramme.
      Miel 80 centigrammes.
      Poudre de guimauve q. s.
  F. 20 pilules.
(2) R. Huile d'olives 50 grammes.
      Ammoniaque liquide 5
  M.

saillante, et semble, au palper, composée de plusieurs lobes réunis par leur base. (Mêmes prescriptions.)

Le 10 octobre, les lobes ne forment plus que des noyaux séparés ; constipation. (Soixante grammes d'huile de ricins, puis redescendre à la dose de cinq centigrammes d'acétate de plomb, matin et soir.)

Le 24, il reste à peine des traces de la tumeur, le ventre est libre, et la malade, se regardant comme guérie, ne juge plus nécessaire de revenir à la consultation.

Deuxième observation.

Marie B…, âgée de 24 ans, d'un tempérament lymphatique, née à Ailly, département de la Somme, me fit appeler, le 7 octobre 1847, pour une tumeur irrégulièrement ovoïde, s'étendant de l'apophyse mastoïde du temporal gauche à la partie moyenne du cou. Elle datait de plusieurs mois, et n'avait cessé de s'accroître malgré l'usage interne de l'iodure de potassium. La peau qui la recouvrait était rouge et tendue, la malade y ressentait de la douleur et appréhendait la formation d'un abcès. Je prescrivis , pour le jour même , soixante grammes d'huile de ricins; pour le lendemain et les jours suivants, une pilule de cinq centigrammes d'acétate de plomb, matin et soir; des cataplasmes frais, arrosés d'eau blanchie par le sous-acétate de plomb (1), des bains de pied sinapisés, de la tisane de fleurs de mauve miellée.

Le 29, la rougeur et la douleur n'existent plus. (Une pilule le matin, deux le soir; cesser l'usage des cataplasmes.)

Le 5 novembre, le volume de la tumeur est moins considérable; constipation. (Demi-cruchon d'eau de Pullna; réduire le nombre des pilules à deux par jour.)

---

(1) R. Sous-acétate de plomb liquide , un gramme.
  Eau distillée   100
  M.

Le 3 décembre, la tumeur a presque entièrement disparu ; mais, de nouveau, la malade
se plaint de constipation. (Apozème purgatif du
Codex.)

Le 5 et les jours suivants, la malade ne prend
qu'une pilule le soir en se couchant.

Le 22, la guérison est complète.

Troisième observation.

Amélie H..,, âgée de 20 ans, née à Paris,
pensionnaire dans une maison religieuse, portait, depuis son enfance, un engorgement des
glandes lymphatiques de la région latérale gauche du cou. L'iode, prescrit par un médecin des
plus expérimentés, n'avait pu empêcher qu'elle
n'atteignît un volume énorme; des abcès s'étaient
formés à plusieurs reprises, et avaient laissé,
les uns des cicatrices irrégulières, les autres
des ulcères à bords décollés.

Le 18 janvier 1847, je conseillai l'usage de
l'acétate de plomb, mais bientôt je perdis de

vue la malade, jusqu'à la révolution, époque où elle rentra dans sa famille.

Le 16 mars 1848, la tumeur s'étend du temporal à la clavicule; elle est immobile, inégale, avec trois cicatrices et un point en suppuration; elle gêne par son volume et par son poids, sans être autrement douloureuse. (Une pilule de cinq centigrammes d'acétate de plomb cristallisé, matin et soir; tisane de chicorée sauvage miellée; frictions avec le liniment ammoniacal au 10°; couvrir l'ulcération de charpie enduite de pommade de carbonate de plomb.)

Le 27, peu de changements apparents dans la tumeur, qui, toutefois, occasionne moins de gêne; coliques sourdes, constipation. (Huile de ricins, soixante grammes; continuer l'usage des autres moyens prescrits.)

Le traitement est suivi tant bien que mal jusqu'au 30 mai; néanmoins la résolution a fait des progrès manifestes: la tumeur s'est partagée en deux masses d'inégal volume; l'une, située en haut et en arrière, est grosse comme la moitié d'un œuf; l'autre est plus considérable, irrégulièrement allongée et rétrécie vers sa partie moyenne. La malade se plaint encore de constipation et de quelques légères coliques. (Se purger en prenant, le soir, vingt centigrammes de calomel, et, le lendemain matin, soixante grammes de sulfate de magnésie dans un litre de bouillon aux herbes; le reste *ut suprà*.)

Du 1er au 21 juin, la résolution continue, et la masse antérieure disparaît tout-à-fait. (Panser la petite plaie avec de la charpie râpée.)

Le 5 juillet et le 8 août, la malade se purge de nouveau et cesse l'emploi du liniment, ce qui restait de la tumeur s'étant presque entièrement effacé. Elle n'interrompt pas l'usage des pilules saturnines.

Enfin, vers la fin de novembre, l'engorgement étant complètement résolu, la plaie solidement cicatrisée, on cesse tout traitement, et depuis plus d'un an la santé ne s'est point démentie.

Quatrième observation.

Mathilde D..., née à Nancy, venue à Paris 8 mois après sa naissance, est âgée de 10 ans ; elle a perdu un frère des suites d'une coxalgie scrofuleuse ; leur père est mort phthisique. Il y a environ 6 ans, les glandes lymphatiques situées au-dessous de l'angle gauche de l'os maxillaire inférieur, ont commencé à s'engorger.

Le 28 avril 1849, la tumeur forme une masse indolente, sans changement de couleur à la peau, peu mobile, longue de 6 centimètres, large de 4 1|2 (Chaque jour; une pilule de cinq centigrammes d'acétate de plomb; tisane de chicorée sauvage édulcorée avec du miel.)

Le 13 mai, même état. (Purger avec quinze grammes d'acétate de potasse dissous dans un demi-litre de bouillon aux herbes.)

Le 18, la tumeur s'est aplatie et se partage en plusieurs lobes.

Le 18 juin, les lobes sont séparés par d'assez

grands intervalles. (Acétate de potasse, dix grammes.)

Le traitement est interrompu pendant près
de cinq mois, jusqu'au 24 novembre. A cette
époque, il ne reste plus que trois ganglions très
petits rangés en chapelet le long du bord anté-
rieur du muscle sterno-mastoïdien, et qui dis-
paraissent tout-à-fait vers la fin de décembre.

Cinquième observation.

Georges B..., âgé de dix-huit mois, en sevrage
à la barrière du Trône, né de parents lymphatiques, me fut amené, le 15 juillet 1847, à l'oc-
casion d'un engorgement ganglionaire qui,
depuis quelques semaines, faisait saillie à la
partie latérale droite du cou. La tumeur était
hémisphérique, grosse comme la moitié d'une
noix, mobile, sans changement de couleur à la
peau. Je conseillai d'y appliquer un emplâtre
de céruse, et de faire prendre au petit malade,
matin et soir, sur un peu de miel, un centi-

gramme d'acétate de plomb cristallisé , mêlé à dix centigrammes de sucre de lait; pour tisane, une infusion de fleurs de mauve miellée.

Le 30, la tumeur est réduite de moitié. (Dix grammes de manne en larmes.)

Le 19 août, elle ne fait plus saillir les téguments , et c'est à peine si l'on en sent quelques vestiges en palpant avec attention. (Supprimer l'emplâtre ; continuer l'usage de l'acétate de plomb.)

Le 31, la résolution est complète, et, depuis lors, l'enfant a toujours été d'une santé parfaite, à part une varicelle qui n'a rien présenté de particulier.

Sixième observation.

Marie L..., âgée de onze ans, fille d'un négociant de Paris , scrofuleuse dès sa plus tendre enfance , traitée par les moyens usités , n'en a pas moins perdu la majeure partie de la première phalange de l'index droit.

Appelé à lui donner mes soins, le 18 novembre 1850 , je constate un engorgement des glandes lymphatiques, situé au côté droit du cou, et formant deux tumeurs distinctes , d'un médiocre volume, peu mobiles , sans changement de couleur à la peau, et presque indolentes. Je conseille l'usage des pilules d'acétate de plomb, à la dose de cinq centigrammes par jour ; des cataplasmes frais arrosés d'eau blanche. En outre, on fait prendre de la décoction de pruneaux , pour entretenir la liberté du ventre. Sous l'influence de ces moyens, si simples, les engorgements se résolvent complètement en six semaines , après lesquelles la jeune malade est purgée avec vingt grammes de citrate de magnésie. Le 3 janvier, il ne reste nulle trace des tumeurs, et, depuis lors, rien n'est venu démentir la guérison.

IMPRIMERIE H. SIMON DAUTREVILLE ET Cᵉ, RUE Nᵉ-DES-BONS-ENFANTS, 3.

9 782019 284398